如果你有 动物的 你有 鼻子

[美] 桑德拉·马克尔 著

[英] 霍华德·麦克威廉 绘

刘童 译

中信出版集团

U0258229

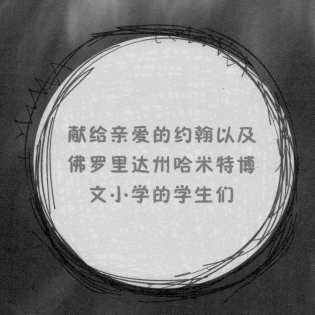

献给亲爱的约翰以及
佛罗里达州哈米特博
文·小·学的学生们

图书在版编目（CIP）数据

如果你有动物的鼻子 /（美）桑德拉·马克尔著；
（英）霍华德·麦克威廉绘；刘童译.--北京：中信出
版社，2018.10（2025.5 重印）
（如果你有动物的鼻子）
书名原文：What If You Had Animal Nose！？
ISBN 978-7-5086-9380-4

Ⅰ.①如… Ⅱ.①桑…②霍…③刘… Ⅲ.①鼻-儿
童读物 Ⅳ.①R322.3-49

中国版本图书馆CIP数据核字 (2018) 第 201401 号

如果你有动物的鼻子
（如果你有动物的鼻子）

著　　者：[美]桑德拉·马克尔
绘　　者：[英]霍华德·麦克威廉
译　　者：刘 童
出版发行：中信出版集团股份有限公司
　　　　　（北京市朝阳区东三环北路27号嘉铭中心　邮编　100020）
承 印 者：北京尚唐印刷包装有限公司

开　　本：880mm×1230mm　1/16　　印　张：10　　字　数：100千字
版　　次：2018 年 10 月第 1 版　　印　次：2025 年 5 月第 27 次印刷
京权图字：01-2015-8280
书　　号：ISBN 978-7-5086-9380-4
定　　价：75.00 元（全 5 册）

出　　品：中信儿童书店
图书策划：中信出版·红披风
策划编辑：刘 童　　责任编辑：刘 童 刘 莲　　营销编辑：李晓彤 谢 沐 张雪文
装帧设计：李海超 李晓红

版权所有·侵权必究
如有印刷、装订问题，本公司负责调换。
服务热线：400-600-8099
投稿邮箱：author@citicpub.com

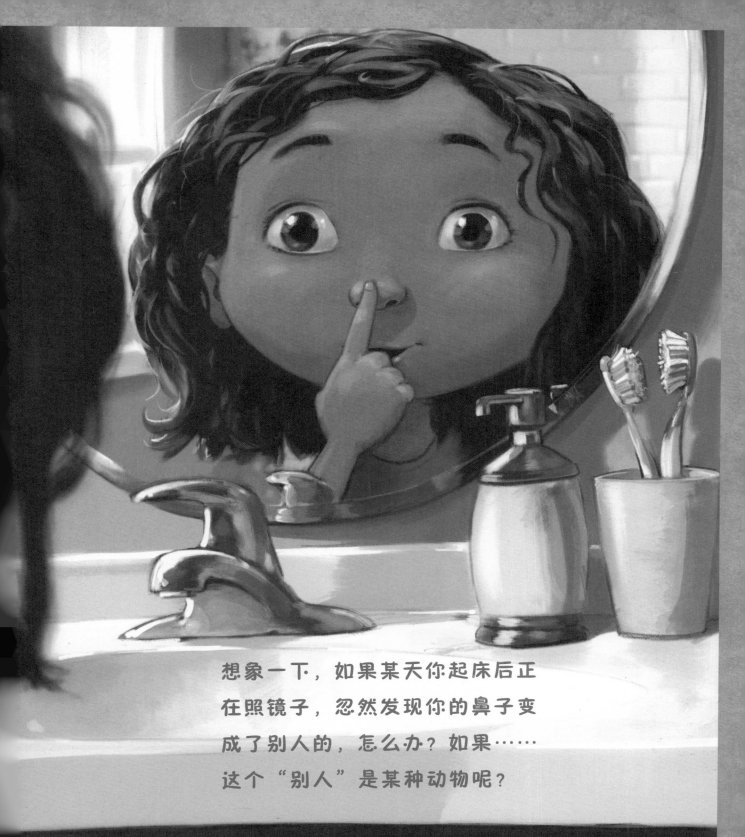

想象一下，如果某天你起床后正
在照镜子，忽然发现你的鼻子变
成了别人的，怎么办？如果……
这个"别人"是某种动物呢？

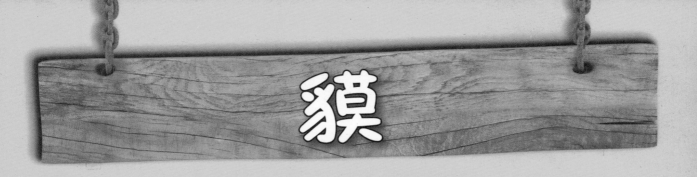

貘

貘是一种鼻子很灵巧的植食性动物。它的鼻子既能移动又能弯曲，还可以抓住树枝上的叶子，甚至能把水果推到自己的嘴里。貘的鼻子和上嘴唇相连，是由肌肉组成的，所以可以很好地弯曲和移动。

小秘密

貘主要在晚上寻找食物，在黑暗中，它们通过向各个方向弯曲鼻子来嗅出食物。

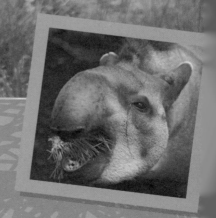

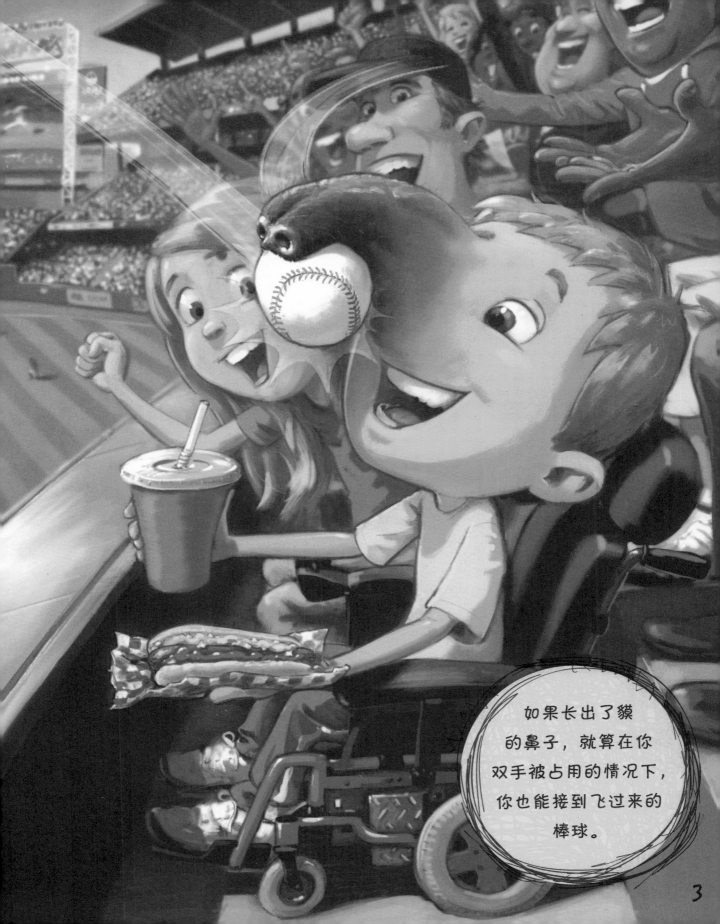

如果长出了貘的鼻子，就算在你双手被占用的情况下，你也能接到飞过来的棒球。

3

棉尾兔

兔子的鼻子遍布嗅觉传感器。有很多原因会导致兔子的鼻子颤抖。如果兔子的鼻子上下颤抖，那么这会帮助它在呼吸时吸入更多的空气，并且有助于兔子寻找食物或者感知附近是否有饥饿的猎人，这样它就可以尽快跳到安全的地方。兔子的鼻子在好奇或兴奋时颤抖得更快，有时每分钟多达 120 次！

小秘密

兔子的鼻子两侧长着又长又敏感的胡须。这些胡须能帮助兔子在黑暗中感知前方的空间是否足够大，来判断自己是否能挤过去。

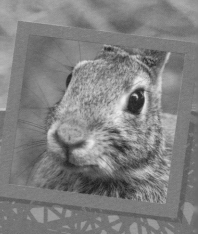

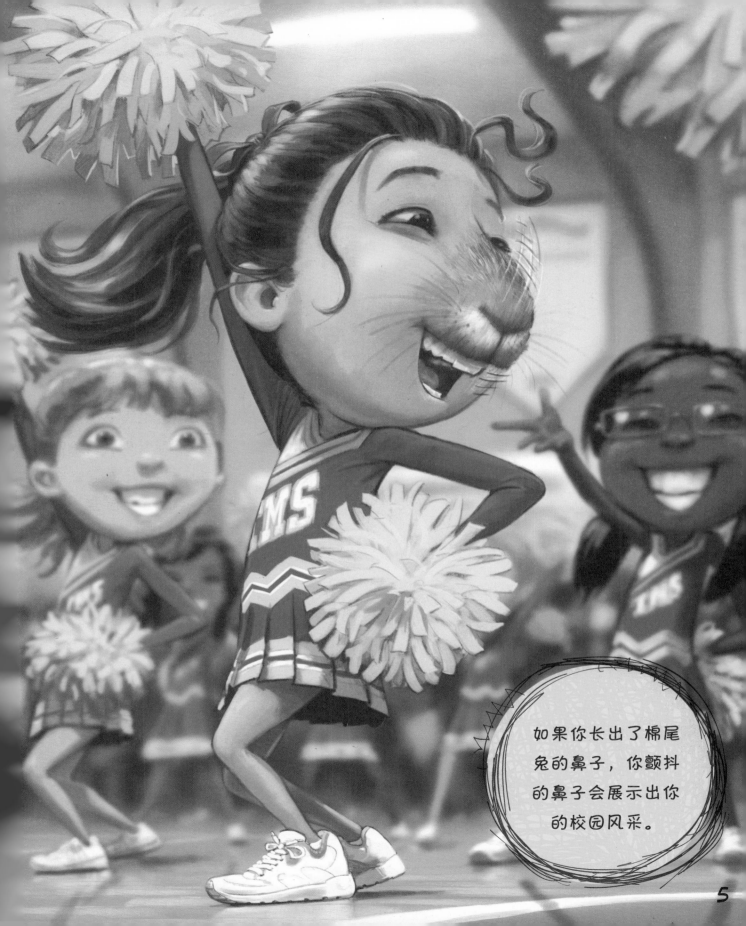

如果你长出了棉尾兔的鼻子，你颤抖的鼻子会展示出你的校园风采。

大象

大象的鼻子可能是地球上最有用的鼻子了，它很长并且很特别。大象的鼻子可以嗅出来自各个方向的气味，即使是从很高的地方散发出来的气味也可以嗅到。它能举起和携带像大木头一样重的东西。大象还能用它的鼻子一次吸进两大桶水，然后喷到嘴里，或者喷洒出来给自己洗个澡。

小秘密

大象鼻子的顶端可以像手指一样工作。它甚至可以捡起一些很小的花生，并把花生放进自己的嘴里。

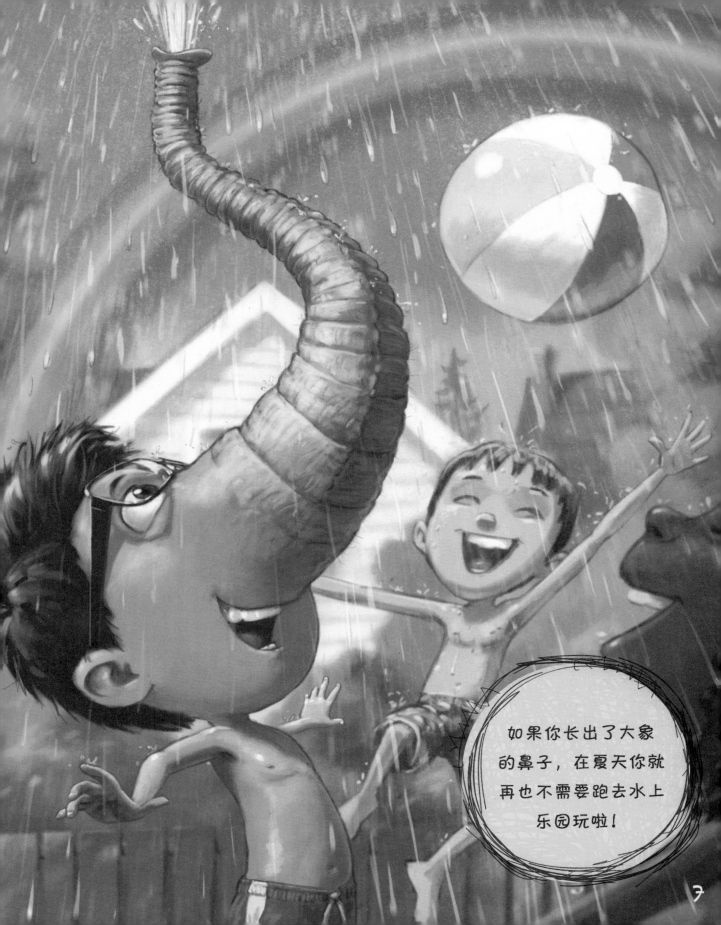

如果你长出了大象的鼻子，在夏天你就再也不需要跑去水上乐园玩啦！

7

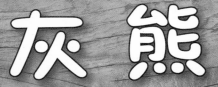

灰熊

灰熊的鼻子里长着嗅觉传感器。所以它可以追踪一公里之外的猎物。灰熊需要在冬季到来之前寻找并吃掉大量的食物。灰熊会在冬季冬眠，冬眠时通常不吃东西。

小秘密

灰熊鼻子里的嗅觉区域比人类的要大一百倍以上！

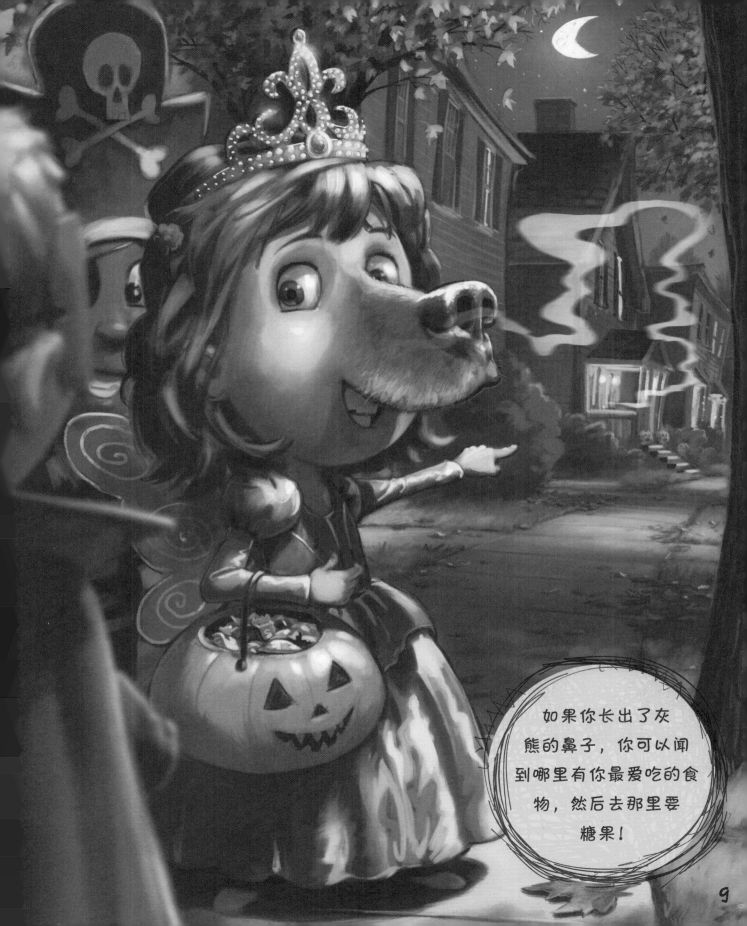

如果你长出了灰熊的鼻子，你可以闻到哪里有你最爱吃的食物，然后去那里要糖果！

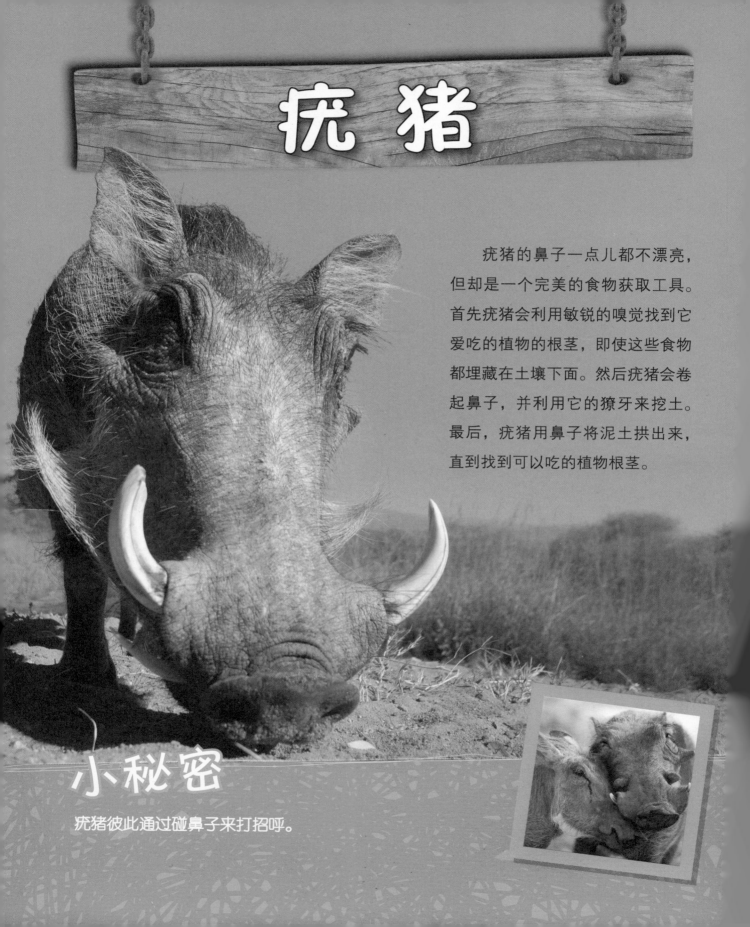

疣猪

疣猪的鼻子一点儿都不漂亮，但却是一个完美的食物获取工具。首先疣猪会利用敏锐的嗅觉找到它爱吃的植物的根茎，即使这些食物都埋藏在土壤下面。然后疣猪会卷起鼻子，并利用它的獠牙来挖土。最后，疣猪用鼻子将泥土拱出来，直到找到可以吃的植物根茎。

小秘密

疣猪彼此通过碰鼻子来打招呼。

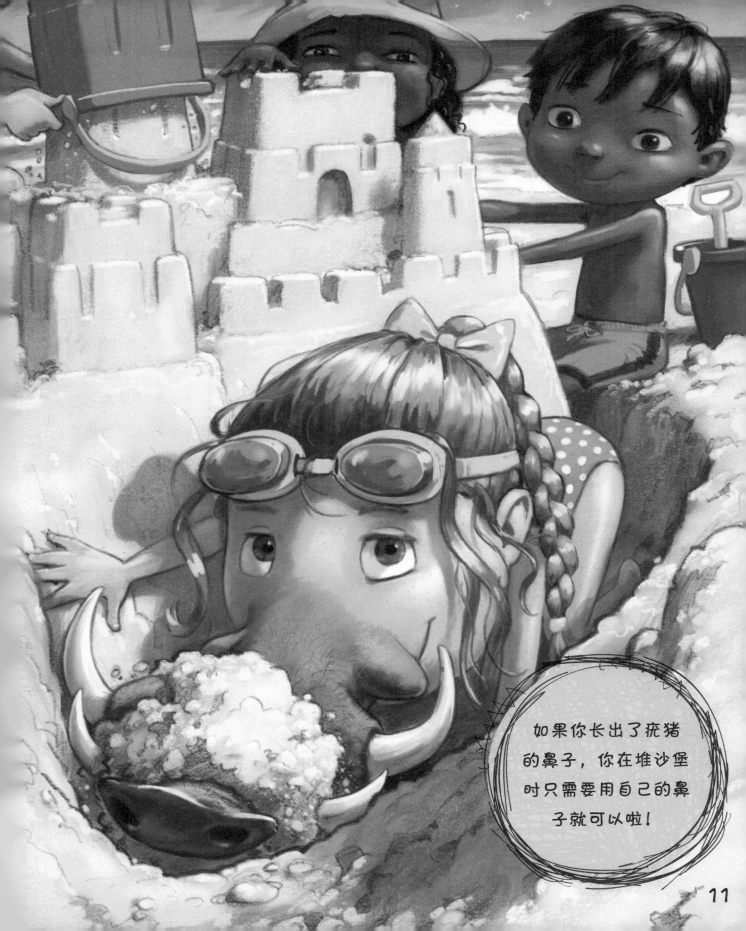

如果你长出了疣猪的鼻子，你在堆沙堡时只需要用自己的鼻子就可以啦！

高鼻羚羊

高鼻羚羊是一种体形类似绵羊、长着长鼻子的羚羊。它的长鼻子内衬有鼻毛和黏液，能帮助它们很好地过滤灰尘。这对高鼻羚羊来说非常重要，因为它们的故乡非常干燥，经常尘土飞扬。成群的高鼻羚羊生活在一起，它们会不断踢开大量的尘土来寻找草吃。

小秘密

一些高鼻羚羊生活在俄罗斯，那里的冬天非常寒冷。高鼻羚羊可以通过它的大鼻子对吸进去的空气进行加热。

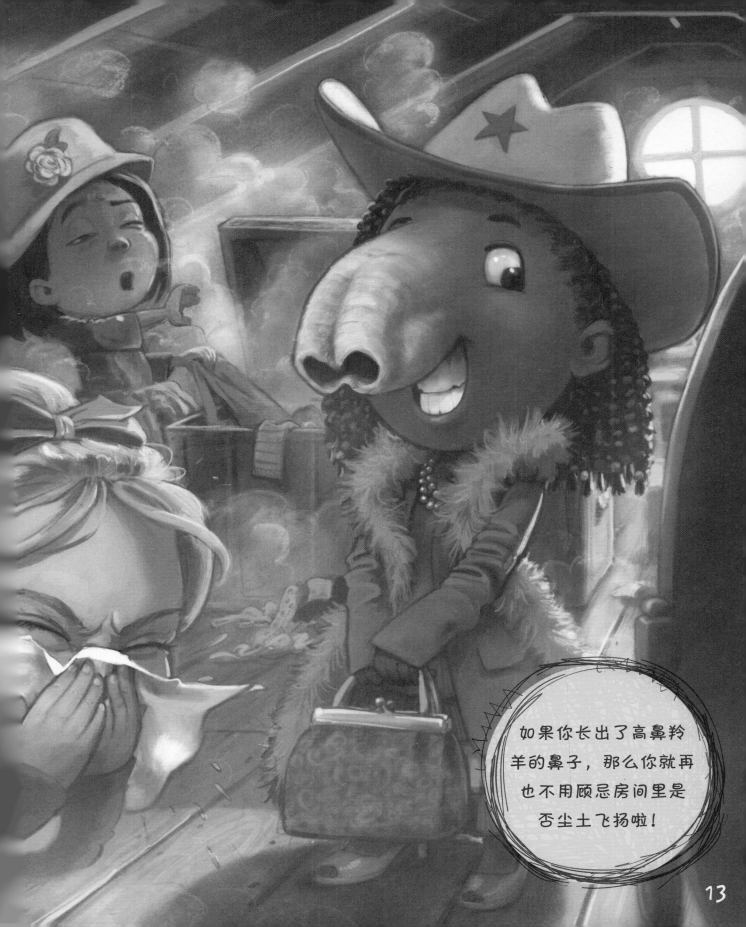

如果你长出了高鼻羚羊的鼻子，那么你就再也不用顾忌房间里是否尘土飞扬啦！

13

星鼻鼹

星鼻鼹是一种小型穴居动物，不管在漆黑的地下还是水下，它都可以通过鼻子来寻找晚餐。星鼻鼹的鼻子不仅能够闻气味，还可以感知周边是否有食物。它的鼻孔周围有呈放射状的 22 只"触手"。它们不停地运动，可以帮助星鼻鼹在接触到食物的瞬间就能感知到是否碰到了蠕虫或其他昆虫。

小秘密

为了嗅到水下的气味，星鼻鼹可以吹泡泡，然后再把气泡吸到鼻子里，这样通过嗅觉传感器就可以嗅到水下的气味了。

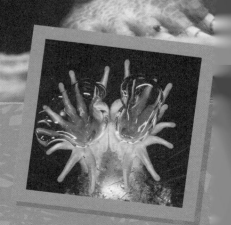

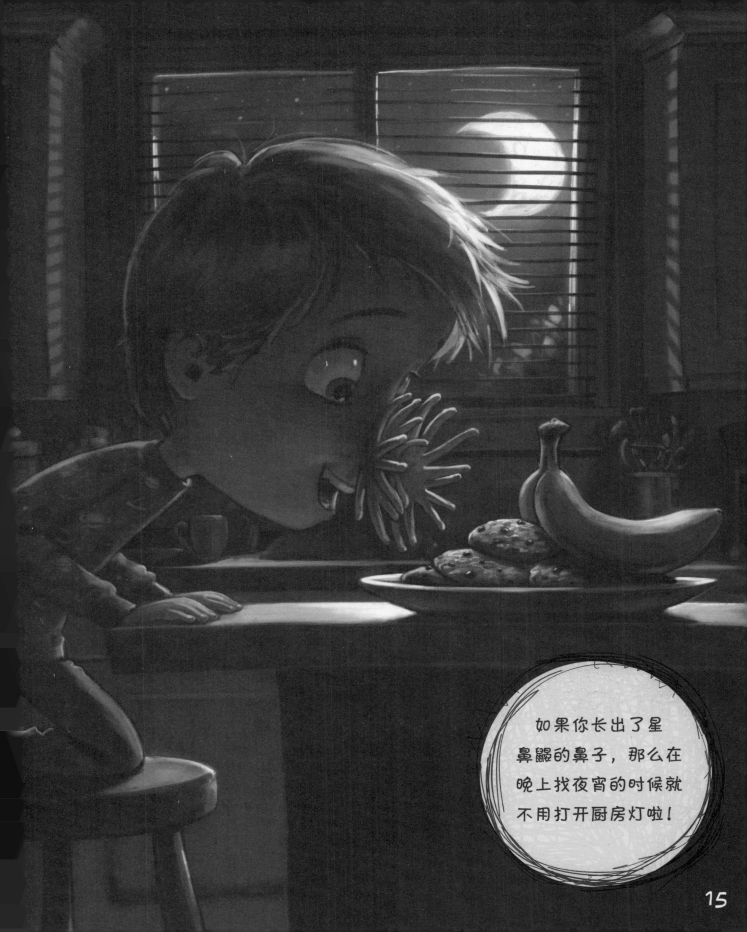

如果你长出了星鼻鼹的鼻子，那么在晚上找夜宵的时候就不用打开厨房灯啦！

15

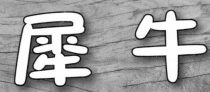

犀牛

犀牛是唯一一种鼻子上有犄角的动物。犀牛角的成分和人类头发、指甲的成分一样，都是由角蛋白组成的。雄性犀牛为了争夺配偶用犄角来决斗，雌性犀牛则用犄角来保护它们的宝宝。犀牛的鼻子除了长有犄角这个特点外，它的嗅觉也非常灵敏，犀牛既可以通过嗅觉来寻找树叶和水果，也可以嗅到是否有像狮子这类的敌人接近。

小秘密

犀牛不是天生就有犄角的，但是很快就会长出犄角，并且犄角会不停地生长。

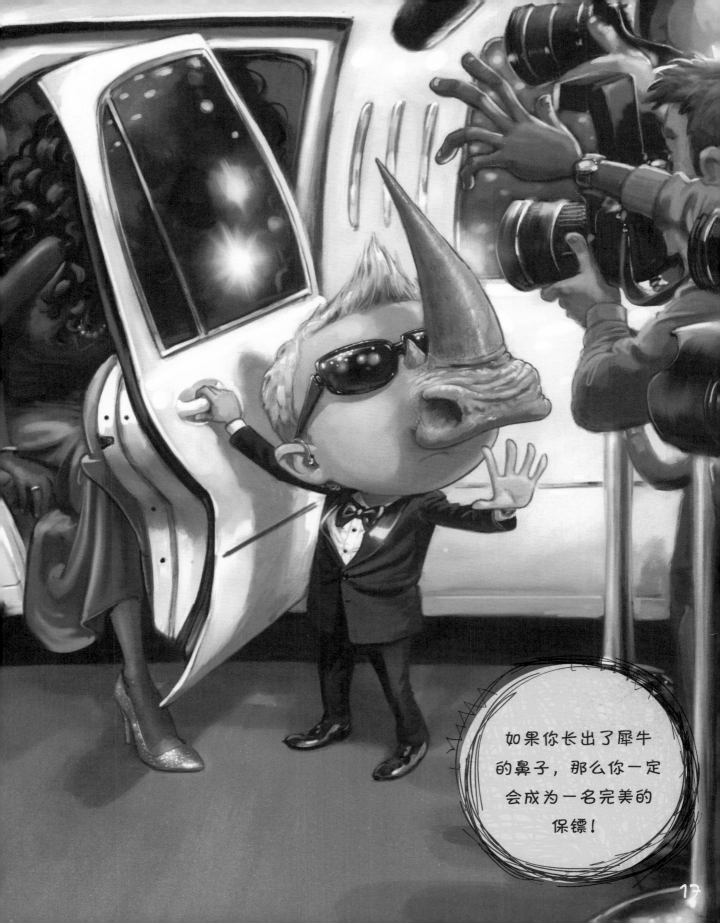

如果你长出了犀牛的鼻子，那么你一定会成为一名完美的保镖！

大食蚁兽

那个看起来像长鼻子的东西，其实是大食蚁兽连接在一起的上下颌。它的鼻子在这根"长管子"的顶端。大食蚁兽的鼻子很适合伸到难以触及的地方来寻找蚂蚁和白蚁等美味的昆虫。大食蚁兽在游泳时也会用它的"长管子"作为水下通气管，这样它就可以在水下呼吸啦。

小秘密

当大食蚁兽闻到昆虫的气味时，它可以在一分钟之内快速伸出长长的舌头约 160 次，从而吃下大量的昆虫。

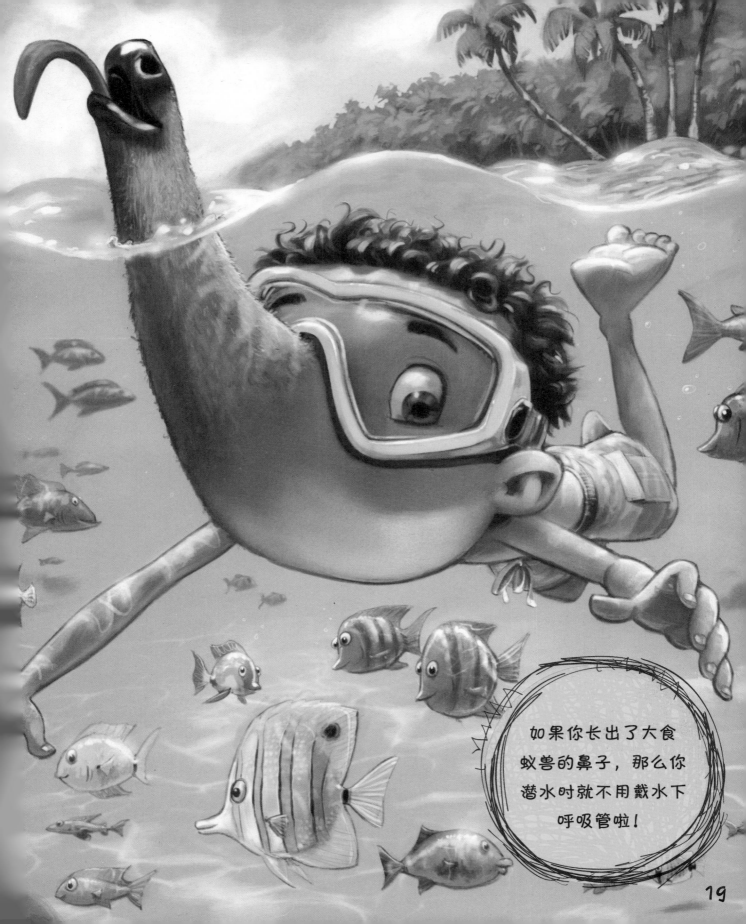

如果你长出了大食蚁兽的鼻子，那么你潜水时就不用戴水下呼吸管啦！

高鞍菊头蝠

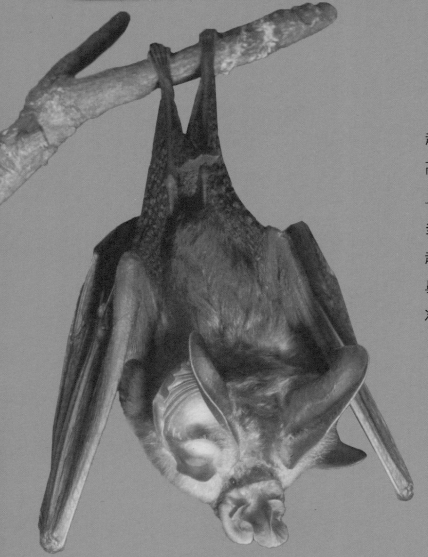

高鞍菊头蝠的鼻子帮助它成为超级夜间猎手。像其他蝙蝠一样，高鞍菊头蝠用鼻子发出超声波，并且接收回声来感知周围的事物。大多数蝙蝠只能同时向各个方向发出超声波，不过高鞍菊头蝠可以凭借鼻子的特殊形状来定向传声，从而准确地找到昆虫的去处。

小秘密

为了节省能量，高鞍菊头蝠经常倒挂在树枝上，同时发出超声波。当发现昆虫时，高鞍菊头蝠才会飞过去。

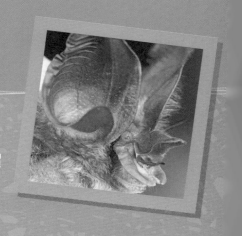

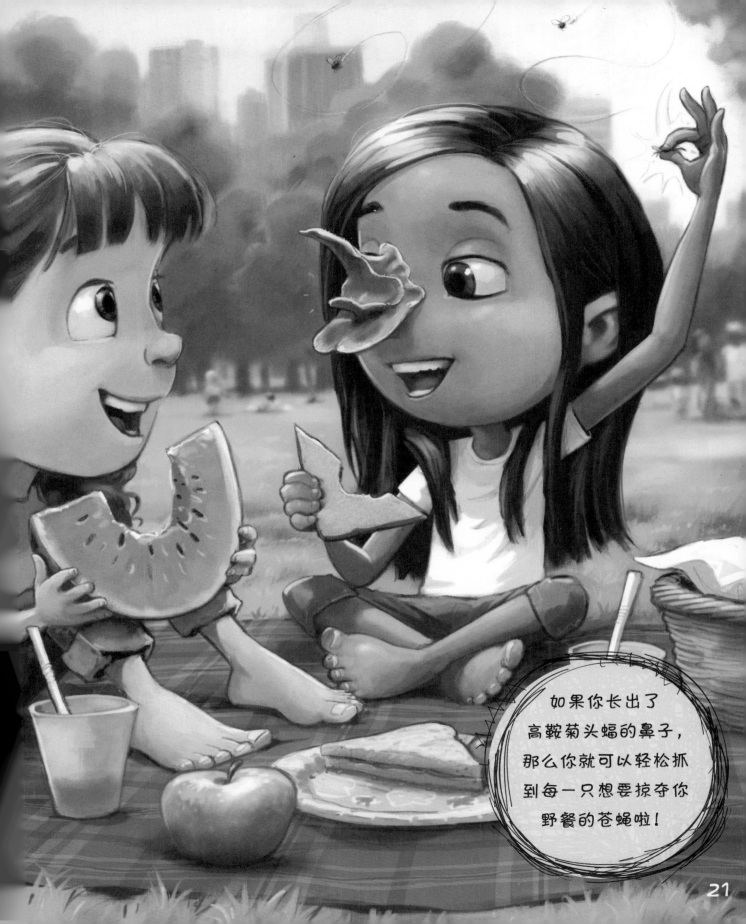

如果你长出了
高鞍菊头蝠的鼻子,
那么你就可以轻松抓
到每一只想要掠夺你
野餐的苍蝇啦!

21

双髻鲨

双髻鲨的鼻子只负责闻气味不负责呼吸。双髻鲨左右摇晃它的头，使海水不断进入两侧的鼻孔。因为它的鼻孔相距甚远，所以它可以辨别出来哪一侧的鱼腥味更强烈，然后就可以追赶它的晚餐啦！

小秘密

双髻鲨甚至可以嗅到 500 米之外受伤猎物的血腥味。

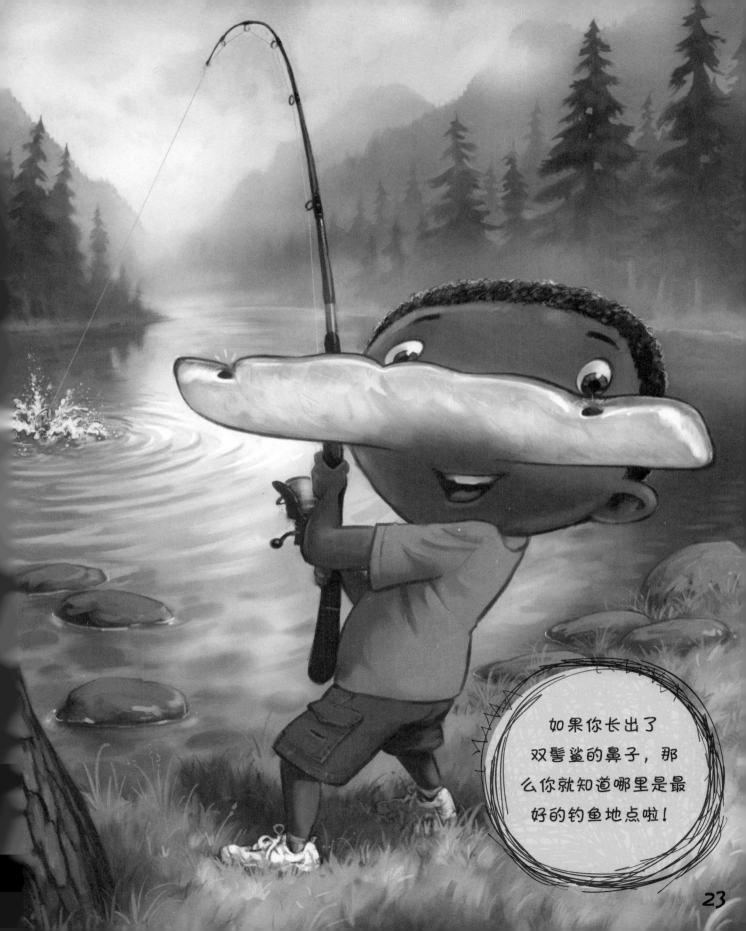

如果你长出了双髻鲨的鼻子，那么你就知道哪里是最好的钓鱼地点啦！

23

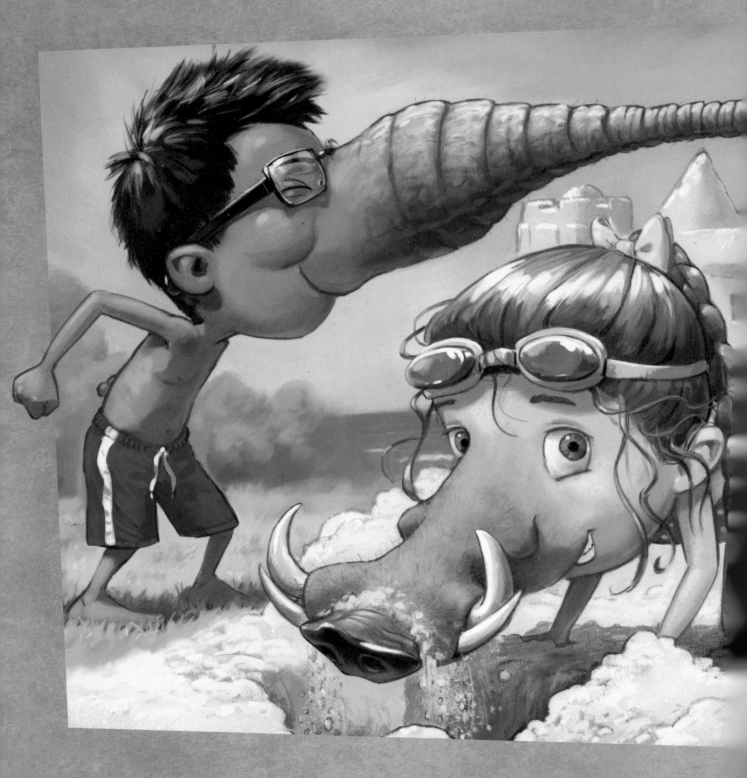

　　拥有一个动物的鼻子，也许一时半会儿感觉还不错。不过，你并不需要用你的鼻子来喷水或者挖土，也不需要用它来捕鱼或者潜水。

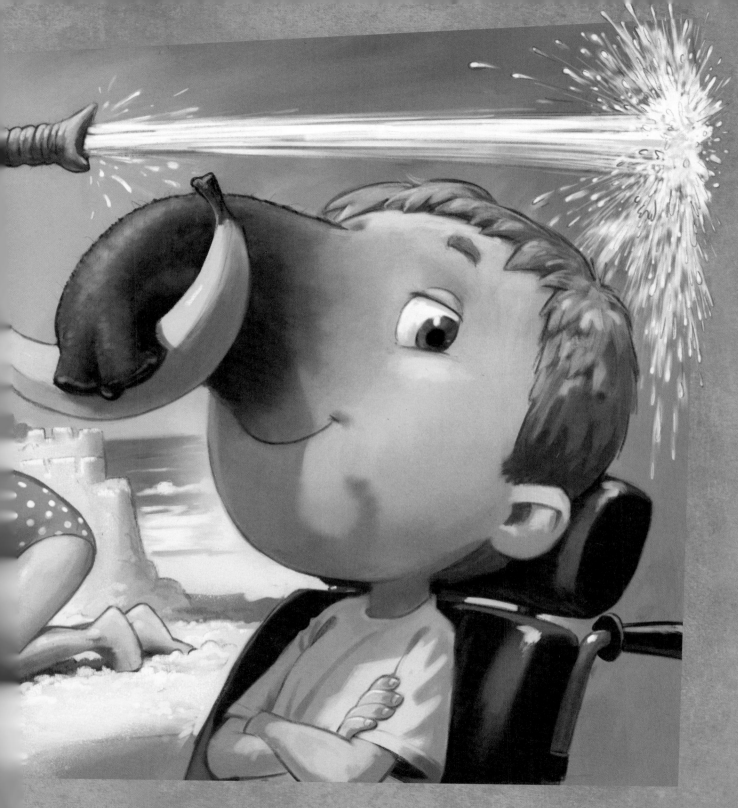

并且不管怎样，你都不会用鼻子来拿东西。所以，如果你可以拥
有野生动物的鼻子，你会选择哪一种呢？

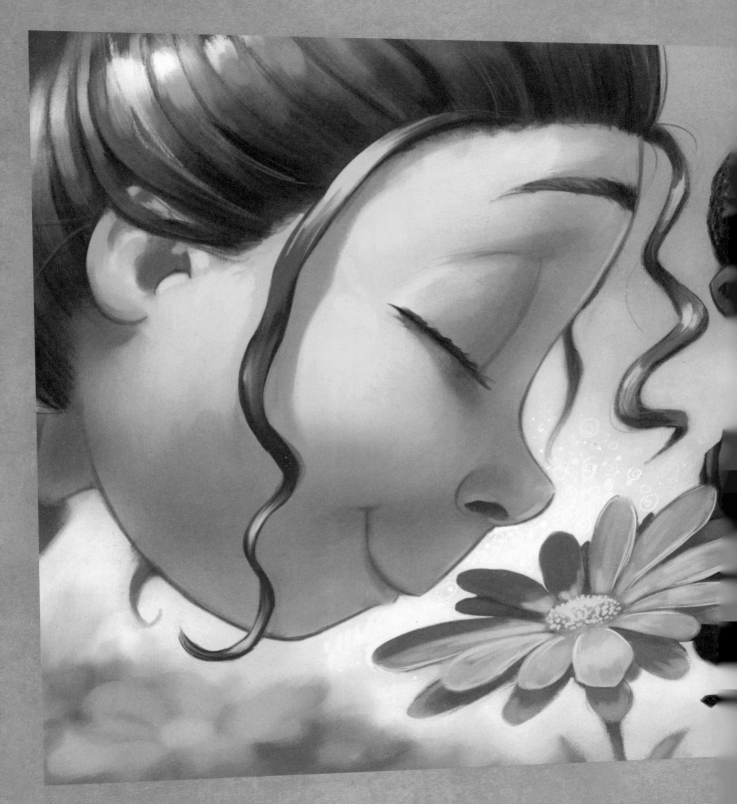

幸运的是，你并不需要做出选择。你的鼻子依然是人类的鼻子。

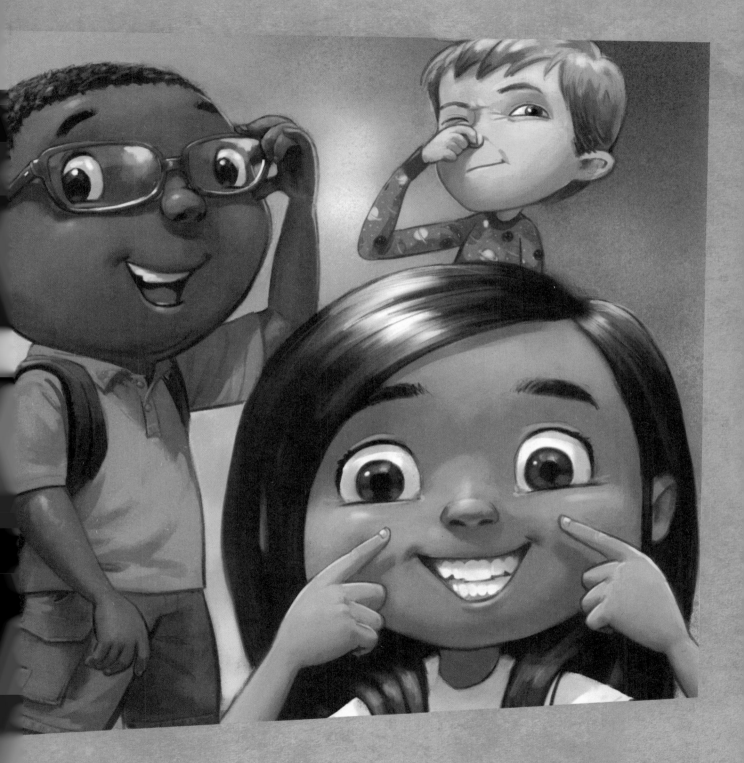

它既能呼吸又能闻气味，这些都是你所需要的。同时，它也能帮你完美地架起眼镜。总之，你的鼻子正是你所需要的鼻子。

你的鼻子是怎么为你工作的？

你的鼻子最外边长着两个鼻孔，它们负责进出空气。鼻孔的内部是一条通道，内壁上长有鼻毛且附有黏液（鼻涕）。鼻毛和黏液可以捕获空气中的灰尘、微生物和花粉等物质，这些物质会感染你的肺部，甚至使你生病。当灰尘等被捕获后，你就会打喷嚏或擤鼻子，从而将它们排出体外。同时，鼻毛和黏液还可以使你吸入的空气变得既温暖又湿润。

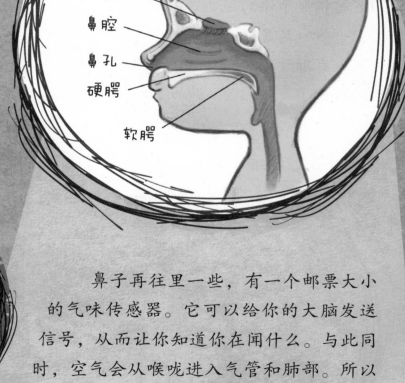

嗅球
鼻腔
鼻孔
硬腭
软腭

鼻子再往里一些，有一个邮票大小的气味传感器。它可以给你的大脑发送信号，从而让你知道你在闻什么。与此同时，空气会从喉咙进入气管和肺部。所以你的鼻子是你获取空气的主要途径，也能帮你闻到周围的气味。

你的鼻子需要你

为了保护好你的鼻子，你需要对吸进鼻子的东西倍加小心。一定要远离香烟，尽量不要吸入含有有毒化学物质的烟雾。假如你住在一个寒冷的地方，那么你需要用围巾遮盖你的鼻子，让它免受寒冷空气的侵袭。假如你生活在空气非常干燥的地方，那么你可以在家里放置一个加湿器，这会使你呼吸的空气变得湿润，有助于防止流鼻血和感冒。如果你感觉到鼻子有些堵塞，那么请轻轻地擤鼻子。

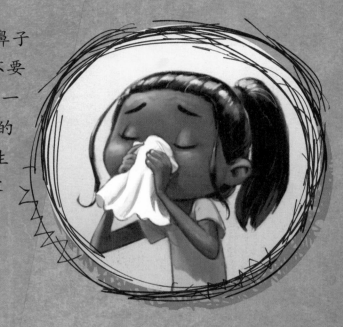

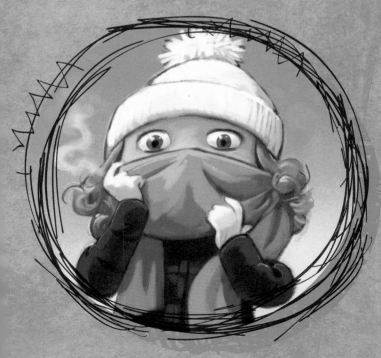

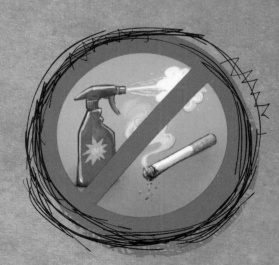

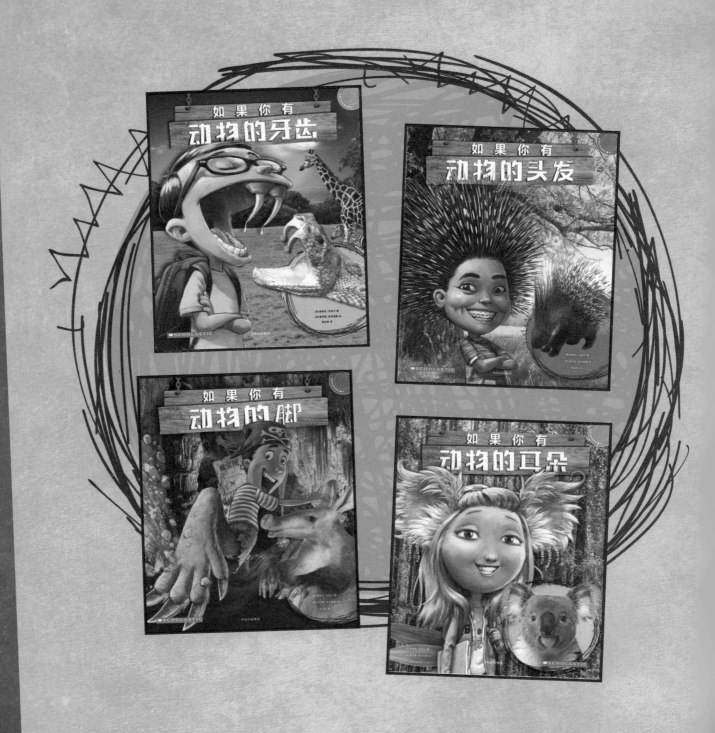